CONTRIBUTION A L'ÉTUDE STATISTIQUE

DE

LA PSYCHOSE PÉRIODIQUE

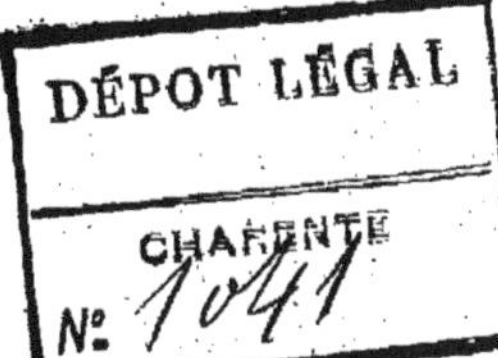

PAR

Le Docteur Georges LERAT

Ancien Interne de l'Assistance Publique de Paris
Médaille de Bronze de l'Assistance Publique
Ancien Interne des Asiles de la Seine

PARIS

Librairie Médicale & Scientifique

Jules ROUSSET

1, rue Casimir-Delavigne et 12, rue Monsieur-le-Prince

1909

CONTRIBUTION A L'ÉTUDE STATISTIQUE

de la Psychose Périodique

DU MÊME AUTEUR

L'Athérome aortique, d'après les travaux récents (en collaboration avec M. René Rembert). *Revue Générale, Gazette des Hôpitaux*, 1908, nº 13, page 147.

Un cas d'hallucination psycho-motrice chez une paralytique
générale présentant un délire de démonopathie interne
(en collaboration avec M. E. Gelma). *Revue de Psychiatrie*, 1908, nº 10, page 440.

Un cas de psychose polynévritique (en collaboration avec
M. Dupain). *Annales médico-psychologiques*, 1909, nº 2
page 262.

Délire de médiumnité à caractère polymorphe, (en collaboration avec M. Lévy-Valensi), *Annales médico-psychologiques*, 1909, nº 3, page 462.

CONTRIBUTION A L'ÉTUDE STATISTIQUE

DE

LA PSYCHOSE PÉRIODIQUE

PAR

Le Docteur Georges LERAT

Ancien Interne de l'Assistance Publique de Paris
Médaille de Bronze de l'Assistance Publique
Ancien Interne des Asiles de la Seine

PARIS

Librairie Médicale & Scientifique

Jules ROUSSET

1, rue Casimir-Delavigne et 12, rue Monsieur-le-Prince

1909

A MES PARENTS

A MES AMIS

A MON PRÉSIDENT DE THÈSE

Monsieur le Professeur GILBERT BALLET
Professeur de Clinique des Maladies mentales à la Faculté de Médecine
Médecin des Hôpitaux et de l'Asile Clinique
Chevalier de la Légion d'honneur

A MES MAITRES DANS LES HOPITAUX DE NANTES

Monsieur le Professeur HEURTAUX.
Monsieur le Professeur OLLIVE.
Monsieur le Professeur DIANOUX.
Monsieur le Professeur POISSON.
Monsieur le Professeur VIGNARD.
Monsieur le Professeur GUILLEMET.
Monsieur le Professeur MIRALLIÉ.
Monsieur le Docteur LABEYRIE.
Monsieur le Docteur LEQUYER

A MES MAITRES
DANS LES HOPITAUX ET HOSPICES CIVILS DE PARIS

EXTERNAT

Monsieur le Docteur AVIRAGNET.
Monsieur le Docteur SERGENT.
Monsieur le Docteur A. BERGÉ.
Monsieur le Docteur BOURCQ.
Monsieur le Professeur DEBOVE.

INTERNAT

Monsieur le Professeur agrégé GOUGET.
Monsieur le Professeur agrégé CASTAIGNE.
Monsieur le Professeur agrégé MACAIGNE.

A MES AUTRES MAITRES

Monsieur le Professeur agrégé Marcel LABBÉ,
MM. RATHERY, SAINTON, J. FERRAND.

A MES MAITRES EN PSYCHIATRIE

Monsieur le Docteur DUPRÉ

Professeur agrégé à la Faculté
Médecin des Hôpitaux
Médecin en Chef adjoint de l'Infirmerie spéciale de la Préfecture de Police
Chevalier de la Légion d'honneur

Monsieur le Docteur DUPAIN

Médecin en Chef de l'Asile de Vaucluse (Internat 1908)

Monsieur le Docteur VIGOUROUX

Médecin en Chef de l'Asile de Vaucluse (Internat 1908)

Monsieur le Docteur MAGNAN

Médecin en Chef de l'Asile Clinique
Membre de l'Académie de Médecine
Officier de la Légion d'honneur

Monsieur le Docteur JUQUELIER

Ancien Chef de Clinique à la Faculté
Médecin assistant à l'Asile clinique

AVANT-PROPOS

Suivant Krœpelin, tous les cas de manie et de mélancolie. — exception faite des cas de manie ou de mélancolie symptomatique, — sont les manifestations diverses d'une même entité, la « folie maniaque-dépressive » ou la Psychose périodique; on doit accorder à cette théorie, une très grande importance, car elle ne modifie pas seulement un chapitre de la classification des maladies mentales; elle affirme aussi un pronostic singulièrement défavorable de la manie et de la mélancolie, puisque ces deux formes cliniques seraient toujours récidivantes ou alternantes.

Il est évident que les seuls résultats donnés par l'observation des faits peuvent soutenir solidement ou au contraire, ébranler cette théorie.

Dans ces dernières années, des recherches statistiques importantes ont été faites à ce sujet; elles ont abouti à des conclusions fort diverses.

A notre tour, nous apportons ici les résultats de nos recherches personnelles.

Le premier chapitre de notre travail est consacré à

l'Historique de la Psychose périodique; le second
à l'historique des études statistiques cherchant à établir
le rapport entre le nombre des cas appartenant à la
Psychose Périodique et le nombre des cas appartenant
à la manie et à la mélancolie dites simples; plus loin,
nous exposons les difficultés des travaux de ce genre et
les observations que nous ont suggérées la lecture des
études statistiques déjà parues, et nous montrons dans
un quatrième chapitre les constatations que nous donne
l'examen des faits auxquels nous nous sommes livrés.

A l'occasion de ce travail, nous remercions très vi-
vement M. le Professeur Gilbert Ballet, qui nous a con-
seillé de l'entreprendre et qui nous a fait le grand
honneur de présider notre thèse.

M. René Charpentier, chef de clinique à la Faculté,
a fait preuve à notre égard en cette circonstance, d'une
extrême et amicale obligeance que nous n'oublions pas.

Et nous remercions, notre ami, M. Latapie, médecin
adjoint des Asiles, de l'aide qu'il nous a donnée dans
l'examen des documents et des faits qu'il avait à sa dis-
position à l'asile de Nantes.

I. — Historique des Théories émises au sujet de la Psychose périodique.

La manie et la mélancolie dans leurs aspects typiques, c'est-à-dire les plus accusés, ont été décrites avec beaucoup de netteté par les anciens observateurs; les formes plus effacées de ses deux affections ne passèrent pas non plus inaperçues; mais on les considéra longtemps comme représentant deux états d'apparence symptomatique contraire, dont chacun gardait son indépendance .

Les récidives à époques plus ou moins régulières, plus ou moins rapprochées, l'alternance des accès de manie et de mélancolie furent remarquées longtemps avant que se produisit l'essai des systématisations qui prend date à la moitié du dix-neuvième siècle; cependant, jusqu'à l'époque où Baillarger et P. Falret précisèrent les caractères de ces variétés cliniques et les réunirent dans un même groupement, il persista cette conviction générale que la manie et la mélancolie étaient deux entités absolument distinctes.

Aussi jugeons-nous inutile de citer les nombreux extraits des auteurs, qui, depuis la période hipocratique jusque vers 1854, ont noté à ce sujet, leurs observations dont ils n'ont rien utilisé pour la construction, même ébauchée, d'une théorie nouvelle.

Dans le cas contraire, il nous serait du reste impossible de surpasser en précision et en documentation, l'exposé historique que Ritti a donné au début de sa monographie, actuellement classique, sur la folie à double forme.

On y voit que, pour la première fois, Dubuisson, Foderé, Anceaume, envisagent la gravité pronostique des accès de la manie périodique ou compliquée de mélancolie, et que Guisselin, en 1883, Griesinger, en 1845, insistent plus longuement et avec plus de netteté que leurs devanciers sur les caractères des accès alternants de manie et de mélancolie .

Ainsi, de toutes les observations prises jusqu'au milieu du dix-neuvième siècle, on peut sans aucun doute extraire des constatations positives de ce qui devait ensuite composer le groupe de la psychose périodique; mais il faut bien aussi soupçonner, en présence de certaines descriptions trop peu circonstanciées, qu'un certain nombre de cas rapportés à la manie et à la mélancolie ne sont que des états symptomatiques; ils relèvent vraisemblablement des affections assez nombreuses, auxquelles en raison de la fatalité de certains de leurs épisodes, on pourrait appliquer aussi l'épithète de périodiques .

C'est à Baillarger et à P. Falret qu'on doit attribuer l'honneur d'avoir tout d'abord précisé les diverses formes évolutives de la psychose périodique et de les avoir réunies en une espèce morbide distincte, individualisée, non pas tant par les caractères cliniques des deux syndromes manie et mélancolie qui s'y rattachent que par les particularités de sa marche et de son évolution.

La première description en est faite par Baillarger dans un mémoire présenté en 1854 à l'Académie de Médecine, sous ce titre : « Note sur un genre de folie dont les accès sont caractérisés par deux périodes régulières l'une de dépression et l'autre d'excitation ». (1)

Après avoir tracé brièvement les symptômes généraux de la manie et de la mélancolie et en avoir indiqué les contrastes frappants, il ajoute qu'entre ces deux états étrangers l'un à l'autre en apparence, l'observation montre une distance moins grande qu'on le croirait à priori.

En rapprochant et en comparant un certain nombre d'observations, on reconnaît qu'il existe des cas assez nombreux dans lesquels il est impossible de considérer isolément et comme deux affections distinctes l'excitation et la dépression qui se succèdent chez le même malade.

Cette succession, en effet, n'a pas lieu au hasard, et j'ai pu m'assurer qu'il existe des rapports entre la durée et l'intensité des deux états, qui ne sont évidemment que deux périodes d'un même accès. La conséquence de cette opinion, c'est que ces accès n'appartiennent en propre ni à la mélancolie, ni à la manie, mais qu'ils constituent un genre spécial d'aliénation mentale caractérisé par l'existence régulière de deux périodes : l'une d'excitation et l'autre de dépression.

(1) BAILLARGER, *Bulletin de l'Académie de Médecine.*, Séance du 31 Janvier 1854, T. XIX, p. 340.

C'est ce genre de folie dont je vais essayer d'indiquer ici les principaux caractères. Je le désignerai provisoirement sous la dénomination de folie à double forme

Baillarger après avoir cité les observations qui lui paraissent justifier la synthèse qu'il vient d'établir, indique que l'accès est constitué par la réunion de deux périodes d'excitation et de dépression se suivant sans intermittence ou du moins sans intermittence vraie, et il termine par les conclusions suivantes :

« 1o En dehors de la monomanie, de la mélancolie et de la manie il existe un genre spécial de folie caractérisée par deux périodes régulières l'une de dépression et l'autre d'excitation.

2o Ce genre de folie se présente 1o à l'état d'accès isolés; 2o se reproduit d'une manière intermittente; 3o les accès peuvent se succéder sans interruption.

3o La durée des accès varie de deux jours à une année .

4o Quand les accès sont courts, la transition de la première à la seconde période a lieu d'une manière brusque et ordinairement pendant le sommeil. Elle se fait au contraire très lentement et par degrés quand les accès sont prolongés.

5o Dans ce dernier cas, les malades semblent entrer en convalescence à la fin de la première période; mais si le retour à la santé n'est pas complet après 15 jours, un mois, six semaines au plus, la seconde période éclate ».

A la vérité, Pierre Falret, qui le fit du reste remarquer à ce moment, avait déjà fixé son attention sur cette forme spéciale qu'il avait indiquée dans ses leçons de la Salpêtrière, publiées en 1851, dans la *Gazette des hôpitaux* :

« On voit assez souvent la manie remplacer la mélancolie, ou réciproquement. On voit également des moments de mélancolie survenir dans le cours d'une agitation maniaque, et fréquemment de véritables accès de manie interrompre la marche de l'aliénation partielle.

Il est une forme spéciale que nous appelons circulaire et qui consiste non comme on l'a dit fréquemment, dans l'alternative de la manie et de la mélancolie, séparées par un intervalle lucide plus ou moins prolongé, mais dans le roulement de l'exaltation maniaque, simple suractivité des facultés, avec la suspension de l'intelligence. Une période d'excitation alterne avec une période d'affaissement ordinairement plus longue. . . . . C'est en quelque sorte le fonds de chacune de ces formes, sans leur relief, chose remarquable, chacun de ces deux états pris à part est plus curable que les manies ou les mélancolies ordinaires, et leur réunion constitue toujours une forme incurable des maladies mentales ». (1)

Mais cette forme circulaire des maladies mentales. P. Falret ne l'a mise certainement en relief, comme maladie spéciale, que dans un travail, lu à l'Académie quelques jours après celui de Baillarger et intitulé : « Mémoire sur la folie circulaire, forme de

(1) *Gazette des hôpitaux*, n° du 14 Janvier 1851.

maladie mentale caractérisée par la reproduction successive et régulière de l'état maniaque, de l'état mélancolique, et d'un intervalle lucide plus ou moins prolongé ». (1)

Après avoir passé successivement en revue : les rémissions et les paroxysmes qu'on observe dans les maladies mentales, les intermittences proprement dites, les intermittences à courts intervalles, les folies rémittentes à courte durée, il en arrive à l'étude de ce qu'il appelle la folie circulaire parce que l'existence de ce genre d'aliénés roule dans un même cercle d'états maladifs qui se reproduisent sans cesse, comme fatalement, et ne sont séparés que par un intervalle de raison d'assez courte durée ».

Pour lui, un des accès de cette psychose se compose de trois phases dont la succession se fait dans l'ordre suivant : manie, dépression et enfin un intervalle lucide, qu'antérieurement, il avait placé entre le stade mélancolique et le stade maniaque.

Dans cette étude, Falret eut le mérite incontestable de préciser mieux qu'on ne l'avait fait jusque là, les caractères symptomatiques habituels de la manie et de la mélancolie intermittente; il montra que, dans l'une des phases de la maladie, il y avait ordinairement simple exaltation maniaque, et que dans l'autre, on constatait seulement presque toujours de l'affaissement, de la dépression physique et morale, sans « prédominance de certains délires bien déterminés ».

(1) *Bulletin de l'Académie de Médecine*, Séance du 14 Février 1854 T. XIX, p. 382.

Il fit observer aussi la gravité du pronostic, la plus grande fréquence chez la femme, de cette psychose, au sujet de laquelle l'hérédité devait être particulièrement dénoncée.

La forme de maladie mentale que P. Falret avait ainsi décrite et bien caractérisée constituait une des variétés du type créé par Baillarger, avec la seule restriction que ce dernier auteur n'y admettait, pas plus que dans les autres cas, l'intervalle lucide que Falret avait signalé.

La conception de la nouvelle entité morbide dûe à Baillarger et à P. Falret fut accueillie de façon variable par les aliénistes contemporains ou par ceux qui suivirent; les uns se rangèrent à leur avis; les autres, sans nier les observations et les faits qui étayaient cette synthèse, n'admirent pas que les caractères évolutifs de la manie et de la mélancolie périodiques fussent suffisants pour constituer une forme particulière de maladie mentale.

Ainsi Marie admet la légitimité des conclusions de Baillarger et P. Falret et demande que les termes de folie à double forme ne servent à indiquer que les accès de manie-mélancolie séparés par un intervalle bien net, et que l'on désigne les mêmes accès, lorsqu'ils se suivent sans trêve, sous le nom de folie circulaire; cette terminologie, généralement adoptée, à cette époque; est admise encore actuellement.

Morel fut moins conciliant; dans un chapitre de son Traité des maladies mentales intitulé : De l'alternance dans les signes principaux qui constituent la

folie, (père d'intermittence, de rémittence), il admet que,
dans les asiles, ce sont les maladies appartenant à la clas-
se si nombreuses des aliénations héréditaires qui offrent
les caractères les plus saillants de l'alternance, de l'intermittence, de la périodicité et de la rémission. « On
ne s'étonnera pas, dit-il, de voir les mêmes phénomènes se produire dans les folies épileptiques et hys-
tériques, variétés dont les manifestations maladives fondamentales se rattachent d'une manière si intime à
sa périodicité.

Il ne m'appartient pas de décider la différence qui
existe entre la folie à double forme et la folie circulaire; je ne puis accepter pour des formes distinctes,
pour des genres spéciaux, des situations pathologiques
qui sont observées dans toutes les variétés de la folie en
général ».

Dagonet, en 1862, puis en 1876 se contente de mention-
ner brièvement la folie à double forme dans son Traité
des maladies mentales.

Mais les articles qu'écrivent Foville fils en 1872, Ritti en 1878, dans les deux dictionnaires de médecine, le
mémoire que publia, à la même époque Jules Falret
sur la folie circulaire ou folie à formes alternes, la
monographie que fit paraître Ritti, en 1882, sur la folie à
double forme établissent définitivement la légitimité de
la nouvelle conception.

Magnan au Congrès international de Médecine de
Berlin (1890) range les folies circulaires, à double forme, à formes alternes, la manie et la mélancolie récidivantes, dans le groupe de ce qu'il appelle la folie intermittente et admet que cette psychose se traduit « par

la répétition chez un sujet, à prédisposition latente; jusque là sain d'esprit (c'est-à-dire, qui n'est pas un héréditaire dégénéré) d'accès maniaques ou mélancoliques isolés ou combinés de diverses manières, mais présentant toujours une évolution, une marche, et des caractères généraux communs qui les réunissent et les distinguent de toutes les autres sortes de folie ».

Si l'accès, dit-il, s'est développé spontanément ou sous l'influence d'une cause légère, s'il n'y a pas eu de période prémonitoire, on peut presque sûrement écarter encore les mélancolies ou les manies simples.

Mais Magnan insiste sur cette considération que la folie intermittente s'abat sur des sujets non dégénérés, et il ne croit pas que l'on puisse classer dans ce groupe les accès maniaques ou mélancoliques que les dégénérés peuvent subir.

En somme, jusqu'à cette époque, ce sont indéniablement les travaux français qui ont édifié cette synthèse de la psychose périodique.

En Allemagne un certain nombre d'aliénistes, avant les communications de P. Falret et de Baillarger, mais sans tentative de systématisation, avaient remarqué les transformations de la manie ou mélancolie et inversement, et parmi eux Griesinger est un de ceux qui le premier y a le plus insisté. Nous citerons aussi parmi les auteurs qui se sont ensuite occupé de la question : L. Kirn, Krafft, — Ebing et Schule.

Enfin, Kræpelin dans la 4e édition de son traité de Psychiâtrie (1893) conserve la manie et la mélancolie en tant qu'affections distinctes et les range dans les maladies curables, aiguës et subaiguës, produites généralement par des causes extérieures et suivant une évolution déterminée; enfin, il range les folies périodiques dans le groupe des maladies constitutionnelles incurables, à marche chronique, continues ou périodiques, dûes surtout à des causes internes; et leur accorde quatre variétés : les formes délirantes, les formes maniaques, les formes circulaires, les formes dépressives.

C'est lui qui quelques années plus tard, en 1899, élargit la discussion au sujet des psychoses périodiques et, l'importance des conceptions de Kræpelin justifie que, dans leur monographie sur la « Psychose maniaque-dépressive ». Deny et Camus désignent sous le nom de *Période Allemande* cette nouvelle phase de l'histoire de cette entité morbide.

Dans la 6e édition de son Traité de Psychiâtrie, Kræpelin propose une nouvelle classification des maladies mentales, fondée principalement sur l'appréciation *comparative de l'évolution morbide des psychoses*, associée aux notions que peuvent donner l'anatomie pathologique, l'étiologie, la symptomatologie; il y place une maladie importante et autonome : la *folie maniaque-dépressive*.

Cette folie maniaque-dépressive est caractérisée par la répétition d'accès se produisant sous la forme *d'excitation maniaque* ou de *dépression psychique* avec arrêt psycho-moteur ou constitués par l'association simultanée de ces deux états.

Le caractère général de la marche évolutive per-

met d'y rapporter les psychoses dites *intermittentes,
périodiques, circulaires*, à *double forme, alternes*, etc.,
c'est-à-dire celles où la manie alterne plus ou moins
régulièrement avec la mélancolie, et enfin les états caractérisés par l'association de manifestations maniaques
et dépressives se produisant simultanément, ou états
mixtes qui se divisent en :

1º Etats maniaques avec dépression;

2º Etats dépressifs avec excitation.

En outre il y annexe encore les cas de manie dite
jusque-là : *simple ou essentielle*; tous ces états que
nous venons de citer représentent pour Krœpelin « les
manifestations différentes d'un seul et même processus
pathologique fondamental, des équivalents; comme les
formes multiples sous lesquelles se manifestent les paroxysmes épileptiques ». (1)

Ce sont les aspects divers d'une unique entité, et dont
la cause interne est encore ignorée.

Parmi les états dépressifs, il considère comme appartenant à un autre groupe, les états mélancoliques se
produisant dès l'âge de cinquante ans, et dus vraisemblablement aux *troubles d'évolution présénile*. Pour lui, ils
se différencient nettement des états dépressifs de la
jeunesse ou de l'âge adulte, qui sont ordinairement des
formules de la folie maniaque-dépressive et des psychoses de la sénilité.

Ainsi Krœpelin reconstitue la synthèse que Magnan,
le premier, avait exposée au Congrès international de

(1) Krœpelin.— Psychiâtrie, 2ᵉ partie, p. 406.

médecine de 1890, mais en la développant et en en modifiant certaines parties.

La nouvelle conception de Krœpelin fut diversement accueillie; Sérieux en a montré l'intérêt et l'importance dans une série de publications et sous son impulsion, Capgras (1) fit une thèse qui se conciliait avec les idées Krœpelinistes.

Rogues de Fursac (2) adopte dans son manuel de psychiâtric, la même classification que Krœpelin au sujet de la folie maniaque-dépressive : « La conception de la folie maniaque-dépressive, dit-il, est due à M. Krœpelin et constitue un des progrès les plus importants que la psychiâtrie ait accompli de nos jours. Bien qu'elle groupe en une même entité morbide des états pathologiques en apparence différents et parfois opposés, telle que la dépression mélancolique et la manie, sa légitimité est incontestable ».

Deny et Camus (3) publient en 1907 une très importante monographie qu'ils intitulent : la Psychose maniaque-dépressive, et où cette psychose est envisagée et étudiée sous tous ses aspects, suivant la conception unitaire de Krœpelin. Et le passage suivant, est bien caractéristique de leur manière de juger la question : « Dans l'ancienne conception des psychoses intermittentes ou périodiques, la première question que l'on cherchait à résoudre en présence d'un état d'excitation ou de dé-

(1) CAPGRAS. Essai de réduction de la mélancolie en une psychose d'involution sénile, (Th. de Paris 1900).
(2) ROGUES DE FURSAC — MANUEL DE PSYCHIATRIE (2ᵉ édit.), Paris 1904.
(3) DENY ET CAMUS. — (Pages 67 et 68)

pression était celle de savoir si l'on avait affaire à un
accès de manie ou de mélancolie simples.

Cette question ne se pose plus aujourd'hui puisque
nous estimons avec Kræpelin et plusieurs autres auteurs
qu'entre la manie simple et la manie périodique, comme entre la mélancolie simple et la mélancolie intermittente « il n'existe aucune différence d'ordre symptomatique évolutif ou étiologique, et que «la limite tra-
cée entre ses deux prétendues variétés de manie et de
mélancolie est purement conventionnelle et ignorée de la
nature ».

Mais d'autres illustres aliénistes font plus de réserves.
Magnan continue à estimer qu'il faut réserver dans la
classification des maladies mentales, une place pour la
manie et la mélancolie idiopathiques et Gilbert-Ballet,
dans le dixième volume du Traité de médecine de
Bouchard-Brissaud, termine son étude sur les psychoses périodiques par ces conclusions : « Cette théorie
unitaire (en parlant de la théorie de Krœpelin) peut
sembler séduisante au premier abord; cependant elle
nous paraît trop absolue et partant inadmissible. Aussi
avons-nous conservé la distinction classique entre la
manie; la mélancolie simple et la mélancolie périodique.

Cette distinction nous paraît justifiée :

1o Par la symptomatologie : nous avons en effet montré à propos du diagnostic, qu'il était possible dans la
plupart des cas de diagnostiquer un premier accès maniaque de folie périodique d'un accès de manie pure;

2o Par le caractère en quelque sorte fatal de l'accès
de folie périodique, caractère qui ne se retrouve pas dans

la manie ni dans la dépression mélancolique simples;
chaque accès étant toujours dans ces affections, condi-
tionnée par une cause extérieure;

3o Sur les notions étiologiques; la folie périodique;
est par excellence une affection héréditaire ».

Mais, dans le même article sur les psychoses périodiques il ajoute : « A quelques particularités près, la
manie et la mélancolie intermittentes ne diffèrent ni
de la manie et de la mélancolie simples, ni de la manie
et de la mélancolie dégénératives ».

Du reste, Gilbert-Ballet dans l'article : « Manie », dé-
crit une manie *idiopathique* « pour se conformer à l'u-
sage » mais en admettant la possibilité prochaine de
sa disparition du cadre nosologique.

Et enfin dans une leçon sur la mélancolie intermittente; où il indique les caractères différentiels *ordinaires* de cette affection, il expose ces considérations
ingénieuses : « les accès à double forme sont beaucoup
plus fréquents au contraire qu'un examen superficiel
des divers cas ne permettrait de le croire. C'est qu'en
effet chez les malades atteints de psychose périodique,
l'entourage, quelquefois même le médecin, n'ont l'attention attirée que par la phase la plus saillante de l'accès : on prend quelquefois pour un retour à l'état nor-
mal ce qui est en fait un état d'excitation légère ou
ou de dépression mélancolique très atténuée.

Un examen attentif démontre souvent que les apparences sont trompeuses et qu'on est en présence d'ac-

(1) Gilbert Ballet. — LA MÉLANCOLIE INTERMITTENTE. Presse Médicale
1902, p. 462.

cès circulaire ou à double forme, alors que, de prime-abord ou pouvait supposer avoir affaire à des accès simples mélancoliques ou maniaques ».

Et à un autre passage de la même leçon : « Le monde est plein de circulaires qu'on tient pour de simples lunatiques parce qu'on les trouve tantôt plus indifférents aux choses du monde et plus tristes qu'il ne convient, tantôt plus exubérants et plus entreprenants que de raison. Je me suis même demandé si la circularité n'était pas une loi du fonctionnement de notre système nerveux, si nous n'étions pas tous; à quelque degré, des circulaires ».

Si Gilbert-Ballet, par conséquent ne formule pas dès ce moment de jugement définitif au sujet de l'existence de la manie et de la mélancolie idiopathiques, Arnaud, Cullerre, Kéraval, admettent la réalité de ces psychoses, ainsi que Régis, qui, avec une ténacité inlassable, soutient l'ancienne conception de l'école française.

Régis est d'avis cependant que la manie rémittente et la manie intermittente, deux variétés de ce qu'il appelle la manie *cyclique* « ne constituent en aucune façon des formes spéciales au point de vue symptomatique et que les accès dont elles sont formées, pris en eux-mêmes, ne sont autre chose que des accès ordinaires de manie aiguë ou d'excitation maniaque » (1)

Et il reproduit le même jugement au sujet de la mélancolie cyclique.

(1) Régis, *Précis de Psychiatrie*, 3ᵉ édition, 1906, p. 234.

Lerat   2

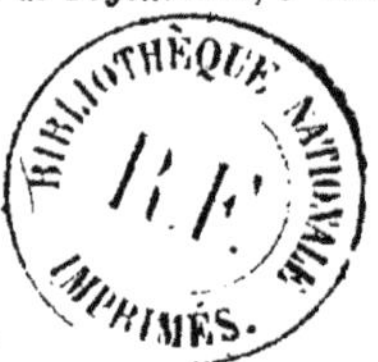

Néanmoins, il n'admet pas la synthèse de Krœpelin : « Bien que quelques auteurs en France, dit-il; tendent à adopter les vues de Krœpelin, nous continuons de croire que la manie et la mélancolie ont bien réellement des types cliniques et qu'elles ont droit, beaucoup plus légitimement même que certaines créations nouvelles autrement discutables, à une place dans les classifications. Des états pathologiques, *aussi bien définis; d'une symptomatologie et d'une évolution tellement précises,* que depuis les temps hipocratiques et la période gréco-romaine, ils se sont immuablement conservés au milieu des incessantes variations des autres formes psychopathiques, de tels états ne peuvent être rayés d'un trait de plume de la liste de ces maladies. Il convient d'attendre pour ce faire, qu'ils cessent, après tant de siècles, d'exister, ce qui ne nous paraît pas prochain » (1).

Depuis l'époque où Krœpelin expose ses premières conceptions sur la psychose périodique, les auteurs étrangers, en assez grand nombre, se sont occupés de cette question; mais nous ne citerons ici que leurs appréciations générales; nous nous réservons en effet de grouper dans une même description les études statistiques auxquelles ils se sont livrés, dans ces dernières années.

Thomsen (de Bonn) (2), ne croit pas à l'existence de la manie simple et doute même de celle de la manie pé-

(1) Régis, Loc. cit., p. 214 et 215.

(2) Thomsen (Aperçus et Démonstration sur la folie maniaque-dépressive). Congrès des médecins aliénistes français, session de Bruxelles, 1903, 2e volume, p 69.

riodique parce que dans les cas où il l'a constatée; il a presque toujours observé une dépression plus ou moins accentuée après l'agitation. Mais il croit à la mélancolie simple ou périodique, tout en faisant remarquer qu'elles sont plus rares qu'on ne le dit habituellement.

Weigandt (1), est tout à fait de l'avis de Krœpelin : « On établit souvent, dit-il, une distinction entre la manie périodique, comme entre la dépression simple et la dépression périodique. De même, on distingue les cas dans lesquels il existe une alternance régulière des états de dépression et d'agitation, c'est-à-dire la folie circulaire. Mais, comme il n'est pas possible de reconnaître, d'après l'examen de diverses formes isolées de ces états, si l'on se trouve en présence d'une manie ou d'une dépression simples, ou d'une manie ou d'une dépression circulaires; comme, d'autre part, la nature congénitale et héréditaire de ces différents types morbides permet souvent de les ramener les uns et les autres à un grand groupe unique, il est préférable de les comprendre tous, d'après Krœpelin, sous la seule rubrique de la folie intermittente (manie-mélancolie) ».

Afr. Peinoto (2), formule un jugement à peu près semblablement motivé : « Dans leurs diverses apparences, les formes de la folie maniaque-dépressive ont entre elles des connexions si étroites qu'elles constituent cer-

(1) WEIGANDT-ROUBINOWITCH, Atlas-Manuel de Psychiâtrie, Paris, 1901, p. 306.
(2) AFR. PEINOTO, Folie maniaque dépressive) Ann. Médico-Psychol. 1905.

tainement le meilleur argument en faveur de la synthèse de Krœpelin. On doit tout d'abord constater la
rareté extrême des types purs d'excitation ou de dépression.

Outre la rareté des accès purs, il faut remarquer la
rareté plus grande des accès uniques ».

Peu de temps après la publication de l'importante
monographie de Deny et Camus sur la folie maniaque-
dépressive, Anthcaume, au Congrès des médecins aliénistes et neurologistes de Genève, fait une mise au point
de la question des « Psychoses périodiques » très jus-
te, où l'exposé des théories et des doctrines, révèle
une impartialité remarquable.

Dans la discussion qui suivit l'exposé de ce rapport, Régis et Deny opposèrent l'une à l'autre la conception française et la conception allemande et sou-
tinrent leur manière de voir par des arguments cliniques et des constatations statistiques que nous expo-
serons plus loin .

Gilbert-Ballet critiqua les termes de folie maniaque-
dépressive créés par Krœpelin; selon lui le terme
de folie ne peut s'appliquer aux nombreux cas où les
troubles d'excitation et de dépression sont très légers,
de plus, l'épithète maniaque-dépressive n'est pas suffisamment caractéristique; puisque les syndromes ma-
niaques-dépressifs peuvent s'observer dans d'autres affections; la démence précoce par exemple, et par conséquent l'expression de Psychose périodique serait la
moins défectueuse.

G. Ballet, admet l'existence des accès uniques de mélancolie, mais croit qu'ils sont en très petit nombre par
rapport à ceux qui sont symptomatiques de la psychose
périodique.

Avant d'entreprendre l'exposé des résultats statistiques présentés par différents auteurs dans ces dernières
années, nous croyons utile de donner une vue d'ensemble sur les théories jusqu'ici émises au sujet de la
Psychose périodique.

Dans une première période, les auteurs constatent
la périodicité de la manie et de la mélancolie, leur
alternance, leurs rapports réciproques; mais les oppo-
sent en général l'une à l'autre comme deux maladies distinctes, d'allure symptomatique contraire.

La seconde période, dite période française commence
en 1854 et va jusqu'à 1899. Presque simultanément, Baillarger et P. Falret, exposent le premier la théorie de
la folie à double forme, le second, la théorie de la folie
circulaire, psychose qui, pour eux, ne sont que des
variétés de la même entité morbide.

Le seul caractère distinctif entre les deux descriptions, c'est que Falret admet comme faisant partie de
l'accès un intervalle lucide que Baillarger en écarte.

En 1890, Magnan réunit sous le nom de folie intermittente les formes morbides suivantes : folie à double
forme, folie circulaire, folie à formes alternes, manie
et la mélancolie dites idiopathiques ainsi que les états
d'excitation et de dépression des dégénérés, et ceux
que déterminent diverses psychopathies.

Mais Krœpelin, en 1899, bouleverse toutes les conceptions préexistantes ; pour lui, toutes les formes de manie, toutes celles de mélancolie; sauf la mélancolie d'involution, ressortissent à la folie intermittente, à laquelle se substitue la désignation de folie maniaque-dépressive. Et même tout dernièrement, en 1907; il donne son adhésion à l'opinion exprimée par son élève G. Dreyfus (1) qui considère la mélancolie d'involution elle-même comme une manifestation de la folie maniaque-dépressive. La manie et la mélancolie ne seraient donc plus des syndromes et la folie maniaque-dépressive pourrait ainsi se définir : « une psychose constitutionnelle essentiellement héréditaire, caractérisée par la répétition, l'alternance ou la juxtaposition d'états d'excitation et de dépression » (Deny et Camus).

La conception française, antérieure à celle de Krœpelin se prévalait des considérations générales suivantes : la manie et la mélancolie simples se différencient de la folie périodique par un certain nombre de caractères; elles ne récidivent pas, elles se manifestent sous la poussée des causes extérieures puissantes, et par conséquent, appréciables; leur début est marqué par une phase prodomique, et enfin leur symptomatologie elle-même, bien analysée, ne se juxtapose pas exactement à celle des formes maniaques et mélancoliques de la psychose périodique.

Au contraire, Krœpelin; pour constituer l'homogénéité

___

(1) DREYFUS (G.) La mélancolie considérée comme une manifestation de la folie maniaque-dépressive, 1 vol., Fischer, édit. Préface du Professeur Kroepelin, Iéna 1907.

de la folie maniaque-dépressive, met en valeur les arguments suivants :

Il existe, communs à toutes les formes, maniaque, mélancolique ou mixte, des symptômes fondamentaux qui se divisent en deux groupes : le premier est sous la dépendance de la paralysie psychique et comprend : l'affaiblissement de l'attention, le ralentissement des associations d'idées, l'insuffisance des perceptions; l'indifférence pathologique; le second groupe relève de l'exaltation de l'automatisme mental et comprend : la fuite des idées, l'irritabilité, les réactions impulsives; le délire et les troubles psycho-sensoriels, les idées fixes et quelquefois les idées obsédantes. Ces derniers phénomènes sont du reste contingents, et comme le dit Rogues de Fursac « leur présence ou leur absence modifient l'aspect, non la nature de l'accès ».

Aucun caractère symptomatique essentiel ne sépare l'accès de manie ou de mélancolie dites idiopathiques de ceux de la folie maniaque-dépressive.

Et si l'on envisage l'ensemble des accès chez un même sujet, on se rend mieux compte encore de l'étroite parenté qui existe entre les états maniaques et les états dépressifs. Il serait d'abord très rare qu'un malade n'eût dans le cours de toute son existence, qu'un seul accès de manie ou de mélancolie.

Enfin, les accès mixtes, où les symptômes d'excitation et de dépression se mêlent dans des proportions inégales, sont un exemple saisissant de l'intime fusion qui peut s'opérer entre des formes que les anciens auteurs pour la plupart, opposaient si nettement l'une à l'autre et qui sont la manie et la mélancolie.

Et même, presque généralement une analyse minutieuse d'un accès de manie ou de mélancolie révélerait des symptômes surajoutés à ceux de l'excitation ou de la dépression et qui peuvent échapper au contrôle d'un examen superficiel ; il serait très fréquent de constater, avant l'éclosion de la manie ; une phase prodomique, presque uniquement caractérisée par de la dépression ; inversement, à la suite d'une période de mélancolie, il ne serait pas rare d'observer des signes d'excitation, dont on ne peut accuser aucune cause extérieure appréciable.

« Tout accès de manie ou de dépression, dit Rogues de Fursac, contient donc en germe les éléments de l'excitation et de la dépression. L'accès de folie circulaire devient ainsi le prototype dont dérivent toutes les autres formes d'accès ».

II. — Historique des Etudes statistiques.

Un argument d'un importance capitale que font valoir les auteurs allemands pour justifier leur conception de la folie maniaque-dépressive, est que les cas de manie et de mélancolie ne sont pas isolés dans la vie des individus.

Ainsi, Krœpelin; sur 1000 malades suivis depuis nombre d'années, prétend n'avoir observé qu'un seul cas de manie sans récidive:

Dans ces dernières années, divers autres auteurs ont donné à ce sujet leurs appréciations.

Exp. Taalman (1) (de Dordrech) constate que sur 856 malades, le diagnostic de manie ou de manie aiguë fut porté 107 fois. Mais une révision très soigneuse des observations permet d'affirmer que ce diagnostic de manie ne doit être maintenu que pour six cas, et encore, on ne peut rien affirmer pour deux des malades de cette catégorie.

Donc, en dehors de 4 cas certains de manie simple, il s'agissait du premier accès d'une folie périodique; ou bien il s'agissait d'état d'excitation justiciables de

(1) Exp. TAALMANN. Manie aiguë, in Allg. Zeitschrift, f. Psychiâtrie, T. LIV, 1897. Rev. Neurol., 1898.

l'alcoolisme, (5 cas), de l'hébéphrénie (4 cas), de catatonie (3 cas) de la démence paranoïde (1 cas), de la démence sénile (3 cas).

Otto Hinrichsen (1) (de Zurich) publie en 1898 un travail intitulé : Contribution statistique à la question de la fréquence de la manie simple aiguë par rapport aux formes périodiques de cette affection.

Dans cette statistique qui va de l'année 1876 à 1896, Hinrichsen compte 51 cas sans récidive. Le rapport des manies serait donc de 233 : 51, par conséquent, il y aurait environ 21, 9 p. 100 de guérisons. Mais il ajoute deux restrictions : 1º Si parmi ces 51 cas, on ne tient compte que des guérisons *certaines*, la proportion de guérisons tombe à 7,3 p. 100; 2º Si l'on s'en tient aux guérisons datant de plus de 14 à 21 ans, la proportion devient de 4. 7 p. 100. Comme Hinrichsen n'a tenu compte que des cas nets, le pourcentage des manies périodiques est donc minoré.

Hinrichsen déduit de cette statistique que la manie simple est rare, mais que c'est une entité morbide indéniable.

Pour vérifier à son tour la conception de Krœpelin, Gucci (2) relève les histoires de 4.747 maniaques et de 5.660 mélancoliques. Sur ce nombre, il y a 202 cas

---

(1) Otto Hinrichsen. — Contribution statistique à la question de la fréquence de la manie simple aiguë par rapport aux formes périodiques de cette affection. Allg. Zeitschrift f. Psychiâtrie, T. LIV, fasc. 5, p. 786, Janvier 1898. Rev. de Neurol., 1898, p. 296.

(2) Raffaelo Gucci. — Manie, Mélancolie et Psychose maniaco-dépressive (Manicome de Florence, Prof. Tanzi), Rev. Neurol., 1899. p. 882.

de formes mixtes. Il admet l'existence de la psychose maniaque-dépressive, mais il trouve que Krœpelin en a exagéré l'importance, et, selon lui, la psychose maniaque-dépressive serait loin d'englober tous les cas de manie et de mélancolie.

Claus (1) (d'Anvers) se livre de même à une enquête au sujet de tous les cas de manie ou de mélancolie déclarés tels à leur entrée à l'asile; il est permis de regretter qu'il n'ait pas exposé les résultats numériques de ces observations; mais il n'en est pas moins catégorique : « J'ai repris, pour mon compte, le travail de Van Erp, Taalmann Kip, et le résultat de cette enquête a été désastreux pour la manie et la mélancolie. . . . Les cas de manie et de mélancolie pures sont rares ».

Augé (2) dans sa thèse parue en 1903, relève les observations de 730 malades passés à la Consultation clinique des maladies mentales de Bordeaux, de Novembre 1893 à Novembre 1903.

Il constate que la manie a été rarement constatée à cette consultation; (mais cela tient à ce que, du fait de leur agitation, les maniaques vont directement dans les asiles ou dans les cellules d'observation de l'hôpital).

Enfin, sur 40 cas de mélancolie, il en relève deux seulement qui appartiennent à la mélancolie intermittente.

(1) CLAUS. — Catatonie et stupeur. Rapport au Congrès des aliénistes francais, Bruxelles, 1903, p. 49.
(2) AUGÉ, XAVIER. — Statistique raisonnée de la consultation des maladies mentales de Bordeaux (1893-1903). Thèse de Bordeaux, 1903.

Plus récemment, Lambranzi et Perazzolo (1) exposent les résultats des recherches qu'ils ont faites à ce sujet : on en peut conclure que la manie et la mélancolie périodiques sont de beaucoup les plus fréquentes.

Lambranzi et Perazzolo examinent les observations de 852 aliénés entrés de 1881 à 1900, à l'asile de Vérone,

Parmi ces malades, 320 ont été diagnostiqués des maniaques, et 532 ont été diagnostiqués des mélancoliques.

Pour les premiers, ils excluent de leur statistique 160 cas, certains de ces malades sont morts, d'autres ont des diagnostics peu précis. Cette élimination faite, ils comptent *153 récidives* et seulement *7 cas* n'ayant pas *récidivé.*

De même, parmi les 532 malades diagnostiqués mélancoliques, mis à part 308 cas qui, pour des raisons analogues aux précédentes, ne peuvent être introduits dans leur statistique, il reste *215 cas ayant récidivé* et *9 cas sans récidive.*

Lambranzi et Perazzolo ajoutent enfin, que de très longs intervalles entre les accès isolés peuvent s'observer.

L'année suivante, G. Dreyfus, cite dans sa thèse 81 cas de mélancolie, plus 4 douteux, qu'il a examinés à la clinique Heidelberg pendant les années 1892-1906. Au moment de l'enquête, 46 malades vivaient; les autres étaient morts, et Dreyfus prétend avoir obtenu sur

(1) LAMBRANZI ET PERAZZOLO. — Giorn. di Psich., clin. c. ecu. man..., 1906, p. I-II.

eux des renseignements aussi précis que possibles auprès des personnes qui les ont suivis.

Parmi ces 81 cas, l'auteur distingue 42 observations de malades qu'il a examinés personnellement et qu'il a suivis; 36 cas appartiennent certainement, et 2 probablement à la folie maniaque-dépressive; les autres doivent être rapportés surtout à l'artério-sclérose, à l'alcoolisme et à l'hystérie.

Parmi les 39 malades décédés, il y a trente cas qui ressortissent à la folie maniaque-dépressive, 7 autres cas sont justiciables de l'artério-sclérose; les uns sûrement; les autres vraisemblablement : 2 autres cas n'ont pas été diagnostiqués.

Au Congrès des médecins Aliénistes et Neurologistes de France, tenu à Genève en 1907, Régis, après avoir critiqué quelques-unes des raisons principales invoquées par Krœpelin pour justifier sa vaste synthèse, s'attaque à l'argument suivant : *Tous ou presque tous les cas de manie ou de mélancolie prétendue simple, récidivent; la forme simple n'existe donc pas* : « Voilà, dit-il, un argument capital et devant lequel je suis prêt à m'incliner, s'il est établi. Malheureusement, c'est là encore une affirmation sans preuves. ».

Pour ma part, j'apporte un de ces documents :

« Il est relatif à 181 cas de manie, de mélancolie, ou de folie à double forme, traités à la maison de santé de mon ami le docteur Lalanne, de 1882 à 1907, c'est-à-dire pendant 25 ans. Chacun des malades composant cette statistique a été observé par M. Lalanne ou par moi, quelquefois par tous deux; non seulement pendant la durée d'un accès, mais constamment depuis, ce qu'ont permis le milieu relativement restreint où se recrutent les pensionnaires de l'établissement et les relations qui se sont continuées entre les médecins et les familles. C'est donc, je puis le dire, un document exceptionnellement complet.

. . . Or, voici les chiffres obtenus :

Sur les 181 cas relevés, il existe 48 cas de manie simple (32 hommes, 16 femmes) et 86 cas de mélancolie simple (43 hommes, 43 femmes), tous sans aucune récidive, antérieure ou postérieure.

Les autres cas, au nombre de 47, se répartissent ainsi : manie récidivée 21 cas (13 hommes, 8 femmes), mélancolie récidivée 18 cas (7 hommes, 11 femmes), folie à double forme 8 cas (6 hommes, 2 femmes).

Il suit de là que sur 181 cas de manie, de mélancolie, et de folie à double forme, nous trouvons 134 cas de manie et de mélancolie n'ayant jamais récidivé, soit 74 p. 100 et 47 cas de manie, de mélancolie ou de folie à double forme récidivés, soit 26 p. 100.

Il m'a paru intéressant de relever dans notre statistique tous les cas de malades âgés de cinquante ans et au-dessus, à titre, pour ainsi dire, de contre-épreuve. Ces cas sont au nombre de 46.

On y trouve : 7 cas de manie simple (2 hommes et et 5 femmes), 26 cas de mélancolie simple (17 hommes et 9 femmes); 3 cas de manie récidivée (3 hommes); 7 cas de mélancolie récidivée (3 hommes et 4 femmes), 1 cas de folie à double forme (1 homme), c'est-à-dire

33 cas de manie ou de mélancolie simples, sans aucune récidive, soit 71,7 p. 100, et 13 cas de manie, mélancolie ou folie à double forme récidivées, soit 28, 3 p. 100.

Les proportions, on le voit et cela est assez curieux, sont à peu près sensiblement les mêmes.

La conclusion, c'est que dans les cas que nous avons observés et bien observés, la manie et la mélancolie se sont présentées à l'état simple, sans aucune récidive, dans 74 p. 100 des cas, et avec récidive dans 26 p. 100 seulement des cas ».

Régis fait remarquer que d'autres auteurs sont déjà arrivés à des conclusions plus ou moins analogues; ainsi Walker (1), qui se basant sur 914 cas observés par lui à l'asile de Waldan (Berne), déclare : « qu'on ne peut pas séparer les mélancolies et les manies périodiques, non plus que les folies circulaires, de leurs formes fondamentales », et Silvio Ricca (2), assistant à la clinique du professeur Morselli (Gênes) qui pensa de même que « le problème actuel de la mélancolie montre par des observations probantes, que les affirmations de l'école Krœpelinienne ne résistent pas aux faits ».

Depuis là publication de son étude statistique, Régis a inspiré deux thèses importantes sur le même su-

(1) WALKER. — Etudes sur les folies maniaques et dépressives (Archiv. für Psych..., Bd. 42, H. 3).

(2) SILVIO RICCA. — Il problemo odierno della melancolia (Rivista sperimentale di frenatria, vol. XXXIII, fasc. 1, 1907).

— 32 —

jet. La première est de Rivière, (1), elle a paru en 1908 et est intitulée : statistique de 74 cas de manie et de mélancolie .

Cette statistique a été faite en étudiant les observations des malades traités à la clinique psychiâtrique de l'Hôpital St-André, depuis sa création, en Novembre 1902, jusqu'au mois de Novembre 1907.

656 maladies ont été soignées à cette clinique, dont 367 hommes et 289 femmes.

74 malades, dont 19 hommes et 55 femmes ont eu de la manie ou de la mélancolie. 'Sur ce nombre, on compte :

	Hommes.	Femmes.	Total.
Manie simple :		15	15
Mélancolie simple :	11	29	40
Manie récidivée :	2	4	6
Mélancolie récidivée :	2	3	5
Folie à double forme :	4	4	8

On obtient ainsi un total de 55 cas de manie et de mélancolie simples et de 19 cas de manie et de mélancolies récidivées et de folie à double forme, ce qui donne un pourcentage de 73 0/0 de cas simples et de 27 0/0 de récidives .

Ces chiffres sont donc très voisins de ceux fournis par la statistique de Régis et Lalanne (74 et 26 0/0) bien qu'obtenus sur un total de malades de beaucoup inférieur.

Rivière totalise encore les malades au-dessus de 50

---

(1) Rivière (Joseph-Marie).—Statistique de 74 cas de manie et de mélancolie. Contribution à l'étude de la folie maniaque-dépressive.

ans, Il obtient 22 malades (8 H. 14 F.). Sur ces 22 cas, il y a 17 cas simples (manie, 3, mélancolie, 14) et 5 récidives, ce qui donne 77,77 0/0 pour la première catégorie et 22,23 0/0 de récidives. Le nombre des psychopathies non récidivantes est donc là plus élevé que pour l'ensemble des malades. Mais en raison du faible nombre de ces malades, on ne peut attacher à ce dernier pourcentage une grande importance.

Validire (1) publie, un peu plus tard que Rivière une statistique encore plus importante ; son investigation s'est portée sur les cas des 5000 malades entrés à l'asile de la Charente depuis 1865, date de sa fondation jusqu'à 1907. Nous reproduisons ici l'ensemble des conclusions de sa thèse.

« Sur 1.251 maniaques et mélancoliques, nous avons 870 cas simples et 381 cas récidivés qui se répartissent ainsi :

Manie simple .... 372 cas	168 hommes	204 femmes
Mélancolie simple .... 498 cas	207 hommes	291 femmes

Sur le total des cas simples, nous avons trouvé 504 malades qui ont quitté l'asile guéris et n'y sont jamais revenus.

Quant aux cas récidivés, ils donnent :

Manie récidivée .... 111 cas	53 hommes	58 femmes
Mélancolie récidivée .... 156 cas	53 hommes	103 femmes
Folie à double forme .... 114 cas	54 hommes	60 femmes

(1) VALIDIRE. — Etude statistique de la Psychose périodique. Thèse de Bordeaux, 1908-1909.

La proportion de cas simples obtenue dans la statistique de Régis était de 74 0/0; dans celle de Rivière, elle était de 73 0/0; dans la nôtre elle est de 69 0/0.

Les résultats obtenus sont donc à peu près les mêmes et si on considère que pour les cas de récidive, Régis obtient 26 0/0, Rivière 27 0/0 et nous 31 0/0, nous conclurons de cette similitude... etc. »

En définitive, jusqu'à 1907, époque à laquelle Régis communiqua ses importants résultats statistiques, la majorité des auteurs qui se sont essayés dans des recherches semblables, conclue à la rareté de la manie et de mélancolie dites simples par rapport aux cas de psychose périodique.

Au contraire, les thèses de Bordeaux, inspirées par Régis depuis ce moment, et traitant de la même question, offrent des conclusions où sont exposés des résultats absolument inverses.

Tout récemment, Gilbert Ballet et René Charpentier, ont publié, le 27 mai 1909, à la Société de Psychiâtrie, une statistique sur la fréquence des récidives des accès de manie; cette statistique a été faite en dépouillant, les dossiers de 20.000 malades ayant passé par l'asile Ste-Anne de 1904 à 1909; et, comme le font remarquer les auteurs, elle a été établie dans les conditions les plus favorables qui puissent se présenter, puisque le fait que tous les malades internés dans le département de la Seine passent par l'asile clinique, permet d'être renseigné administrativement sur leurs accès antérieurs.

Cette statistique ne comprend que des malades internés pour manie; le nombre d'internements antérieurs pour

manie ou pour mélancolie a été relevé et les auteurs
ont pris soin d'éliminer les internements dus à des acci-
dents alcooliques ou à toute autre cause.

STATISTIQUE DES ACCÈS ANTÉRIEURS AVEC INTERNEMENTS CHEZ LES MANIAQUES
ENTRÉS DANS LES ASILES DE LA SEINE DE 1904 INCLUS A 1909.

AGE DES MALADES lors de leur dernière entrée à l'asile	INTERNÉS pour la première fois	DÉJA INTERNÉS dans les asiles de la Seine pour des accès de manie ou de mélancolie	TOTAL	PROPORTION des malades ayant récidivé	POURCENTAGE p. 100
De 15 à 20 ans...	19	1	20	1 sur 20	5
De 20 à 25 ans...	41	8	49	8 sur 49	16
De 25 à 30 ans...	36	9	45	9 sur 45	20
De 30 à 35 ans...	21	15	36	15 sur 36	42
De 35 à 40 ans...	29	25	54	25 sur 54	46
De 40 à 45 ans...	16	39	55	39 sur 55	71
De 45 à 50 ans...	15	31	46	31 sur 46	67
De 50 à 55 ans...	9	34	43	34 sur 43	79
Au-dessus de 55 ans	2	36	38	36 sur 38	95

La proportion des malades ayant récidivé est très
forte et sans doute au-dessous de la vérité. Dans cette
statistique, en effet, comme le disent Gilbert Ballet et
René Charpentier, « ne sont comptés que les internements antérieurs pour manie ou mélancolie et non
tous les accès antérieurs de manie et de mélancolie.
Car beaucoup de malades sont soignés chez eux pour
des accès légers d'excitation ou de dépression en rapport
avec leur psychose périodique, accès qui ne figurent
pas dans la statistique et qui viendraient grossir le
chiffre du pourcentage.

En outre, dans le nombre des malades étudiés, figurent quelques étrangers qui ont pu être internés antérieurement ailleurs que dans le département de la Seine. ».

A la même séance de la Société de Psychiâtrie, E. Lallemant et R. Dupouy présentent une statistique des cas de manie observés à l'asile Saint-Yon depuis le 1er Janvier 1904 jusqu'au 1er Avril 1909; elle ne porte que sur des malades femmes et tous les syndromes maniaques, non justiciables de la psychose maniaque-dépressive ont été soigneusement éliminés.

AGE DES MALADES	TOTAL des cas de manie	NOMBRE des récidives	POURCENTAGE p. 100
15 à 20 ans (inclus) ...	22	2	9,9
20 à 25 ans............	18	7	38,8
25 à 30 ans............	15	9	60
30 à 35 ans............	10	5	50
35 à 40 ans............	32	21	65,6
40 à 45 ans............	25	18	72
45 à 50 ans............	23	12	91,3
50 à 55 ans............	19	11	63,6
55 à 60 ans............	10	7	72,7
Au delà de 60 ans.....	15	9	62,5

Tout récemment, Joseph Sevestre (1), dans une thèse intitulée : Contribution à l'étude statistique de la Psychose périodique, a présenté des résultats qui sont, ceux des derniers travaux que nous venons de citer, en accord avec les théories de l'école allemande.

Après avoir examiné les dossiers des malades internés depuis 1878 à l'asile de Rennes, il réunit 1.100

cas de manie, de mélancolie ou de psychose périodique, qui se décomposent ainsi : 366 cas chez les hommes, 734 chez les femmes.

Les cas de manie ou de mélancolie simples sont au nombre de 469; ceux de psychose périodique sont au nombre de 631. Total : 1.100.

Le tableau suivant montre comment se répartissent, chez les hommes et chez les femmes, séparément, les cas simples et les cas de psychose périodique :

Hommes ..... { Cas simples .. { Manie.......... 73 } Mélancolie...... 75 } 148
{ Cas de psychose périodique 218

TOTAL................... 366

Femmes...... { Cas simples... { Manie.......... 148 } Mélancolie...... 173 } 324
{ Cas de psychose périodique............. 413

TOTAL..................,...... 734

En réunissant les hommes et les femmes en un seul tableau, on obtient :

	Hommes	Femmes	Deux Sexes
Manie simple	73	148	221
Mélancolie simple...	75	173	248
Psychose périodique	218	413	635
TOTAUX...........	366	734	1.100

(1) JOSÉPH SEVESTRE. — Contribution à l'étude statistique de la Psychose périodique. Thèse, Paris, 1909.

On a donc un pourcentage de 59,56 0/0 de psychose périodique chez les hommes, de 56, 26 chez les femmes et un pourcentage de 57, 36 pour la totalité des hommes et des femmes.

L'auteur, pour ne pas se tromper sur les récidives, a arrêté une statistique à l'année 1894, et, dans ce dernier cas, il a trouvé un pourcentage encore supérieur : 61,70 0/0.

CHAPITRE III

Depuis 1907, date à laquelle Régis accusait l'insuffisance des documents statistiques existant à cette époque au sujet de la Psychose Périodique, des recherches très importantes ont donc été faites sur les rapports
de fréquence entre les cas de Psychose Périodique et
ceux de manie ou de mélancolie dites essentielles ou
non récidivantes.

Les thèses de Rivière et de Validire se terminent par
les mêmes conclusions que celles de Régis, c'est-à-dire,
que, pour ces auteurs, la conception uniciste de Krœpelin
ne résiste pas à l'examen des faits, et que la manie et la
mélancolie idiopathiques ont une existence indiscutable
et fréquente .

Les études statistiques de Gilbert Ballet et René Charpentier, de Lallemant et Dupouy, de Sevestre abou-
tissent à des résultats à peu près semblablement opposés .

Serait-il donc impossible de trancher la question par
l'examen de faits ? Nous ne croyons pas que les études
statistiques, même multipliées, permettent de se faire
une certitude absolue sur tous les cas envisagés; mais
ce qu'il y a d'essentiel, ce n'est pas de s'assurer si tous,
c'est de savoir si *presque tous* les cas de manie ou de

mélancolie récidivent; il n'existe pas, à ce sujet, qu'une question de classification, et l'importance qu'il y aurait à fixer une fois pour toutes le pronostic général de la manie ou de la mélancolie surpasse l'intérêt que l'on prend à résoudre une question de nosographie.

De nombreuses causes viennent empêcher que l'on puisse se faire une opinion certaine sur tous les cas envisagés dans ces sortes d'études. Comme l'avait déjà fait remarquer Gilbert Ballet dans une leçon sur la mélancolie intermittente, bien des malades traités à l'asile ou dans des services hospitaliers peuvent avoir manifesté antérieurement, comme ils peuvent du reste en manifester de semblables dans la suite, de très légers ou de légers accès d'excitation ou de dépression, qui ont peut-être passés inaperçus de leur entourage, ou qui n'ont pas été assez accusés pour nécessiter l'internement .

En effet, un état de légère excitation, qui ne s'accompagne pas d'actes insolites, peut très bien ne pas être remarqué ou ne pas gêner l'entourage de celui qui le manifeste au point de provoquer l'urgence d'un internement. Enfin, d'un malade très légèrement déprimé, qui n'a pas d'idées délirantes, pas d'idées de suicide qui s'alimente moins que d'habitude, mais à peu près suffisamment, l'inertie et l'inactivité relatives pourront échapper à l'observation; ou bien on les mettra sur le compte de la paresse, à moins qu'on ne les désigne sous le vocable si complaisant de neurasthénie.

Il faut aussi supposer qu'un petit nombre de malades ayant été internés dans un asile pour un seul accès de manie ou de mélancolie, ont pu décider après, d'une maladie aiguë ou chronique; quelques-uns, sortis de l'asile dans les mêmes conditions, pourront se suicider d'une manière imprévue, au début d'un accès, sous l'influence d'un raptus mélancolique; et ainsi, tous ceux-là seront évidemment classés dans les statistiques comme ayant manifesté une manie ou une mélancolie essentielles.

De même, supposons les cas de quelques malades internés pour la première fois l'année même où s'arrête une statistique, ou les quelques années précédant l'époque où s'arrête cette statistique; si ces malades sont considérés comme atteints de manie ou de mélancolie idiopathiques, comment être assuré que leurs accès ne seront pas suivis d'une ou plusieurs récidives ?

Evidemment, une étude statistique est limitée, et la dernière cause d'erreur que nous signalions dépend justement de ce fait. — Mais, les constatations que nous avons exposées antérieurement montrent qu'il faut être réservé au sujet du pronostic de la manie et de la mélancolie.

C'est ainsi que nous considérons comme un peu hasardeuse l'hypothèse de Rivière qui juge définitivement guérie une jeune fille de 18 ans entrée à l'asile en telle année et sortie six mois après; car Sevestre, dans sa thèse toute récente, dit que quelques malades, compris dans sa statistique, sont venus à l'asile à l'âge de 20 ans pour un premier accès, et n'y sont rentrés que 20 ou 30 ans plus tard pour un deuxième accès. Nous avons vu nous-même plusieurs cas semblables.

Enfin, il faut penser qu'un petit nombre de malades venus de l'étranger, puis internés en France, ont pu subir, dans leur pays, des accès antérieurs au sujet desquels les renseignements sont incomplets ou même absents; dans notre statistique nous en avons quelques cas.

D'autres difficultés peuvent encore se produire si on examine les observations de malades ayant été internés à une période assez reculée; Validire a publié une étude statistique extrêmement importante, puisqu'il la fait commencer à l'année 1865, date de la fondation de l'asile de la Charente, pour la poursuivre jusqu'à l'année 1907.

Pourrait-on certifier que les malades entrés à cet asile vers l'époque de sa fondation et cités pour un seul accès n'ont pas eu déjà des accès antérieurs ? Et les documents existant à ce moment sont-ils suffisamment circonstanciés pour permettre de grouper certains malades dans telle ou telle catégorie ?

Nous apportons nous-même deux études statistiques
dont les résultats concordent presque absolument avec
ceux qu'ont publiés Gilbert Ballet et René Charpentier,
ainsi que Lallemant et Dupouy.

La première de ces études a été faite en examinant
les observations de 20.000 malades, hommes et femmes, entrés à l'asile clinique depuis l'année 1898 jusqu'à l'année 1903. Nous pensons qu'elle a été entreprise
dans les meilleures conditions possibles, pour plusieurs
raisons; d'abord, presque tous les malades internés dans
le département de la Seine passant primitivement par
l'asile clinique, il nous a été facile de nous renseigner administrativement sur leurs accès antérieurs; et enfin,
pour les malades dont le diagnostic nous paraissait in-
certain, nous avons été contrôler l'évolution de leurs
affections en lisant les observations prises à leur sujet
dans différents asiles de la Seine.

Dans notre statistique, ont été groupés les cas de
manie survenus chez les malades entrés à l'asile clinique pendant les années que nous avons indiquées, et
nous avons recherché combien de fois ces mêmes malades étaient déjà entrés à Ste-Anne pour des accès de ma-

nie ou de mélancolie; il est à peine besoin d'indiquer
qu'ainsi, nous avons fait en examen rigoureux de chaque
cas envisagé, et que nous avons rejeté hors des li-
mites de notre étude les cas de manie symptomatique
des divers états ou affections suivants : alcoolisme, paralysie générale, démence précoce, épilepsie; etc.

STATISTIQUE DES ACCÈS ANTÉRIEURS AVEC INTERNEMENTS CHEZ LES MANIAQUES
(HOMMES) ENTRÉS DANS LES ASILES DE LA SEINE DE 1898 INCLUS A 1903.

AGE DES MALADES lors de leur dernière entrée à l'asile	INTERNÉS pour la première fois	DÉJA INTERNÉS dans les asiles de la Seine pour des accès de manie ou de mélancolie	TOTAL	PROPORTION des malades ayant récidivé	POURCENTAGE
					P. 100
De 15 à 20 ans...	5	0	5	»	»
De 20 à 25 ans...	5	1	6	1 sur 6	16
De 25 à 30 ans...	10	4	14	4 sur 14	28
De 30 à 35 ans...	8	2	10	2 sur 10	20
De 35 à 40 ans...	25	25	50	25 sur 50	50
De 40 à 45 ans...	15	32	47	32 sur 47	68
De 45 à 50 ans...	6	4	10	4 sur 10	40
De 50 à 55 ans...	5	16	21	16 sur 21	76
Au-des. de 55 ans	10	41	51	41 sur 51	80

STATISTIQUE DES ACCÈS ANTÉRIEURS AVEC INTERNEMENTS CHEZ LES MANIAQUES (FEMMES) ENTRÉES DANS LES ASILES DE LA SEINE DE 1898 INCLUS A 1903.

AGE DES MALADES lors de leur dernière entrée à l'asile	Internées pour la première fois	DÉJA INTERNÉES dans les asiles de la Seine pour des accès de manie ou de mélancolie	TOTAL	PROPORTION des malades ayant récidivé	POURCENTAGE
					P. 100
De 15 à 20 ans..	16	0	16	»	»
De 20 à 25 ans..	30	8	38	8 sur 38	21
De 25 à 30 ans..	40	16	56	16 sur 56	28
De 30 à 35 ans..	38	16	54	16 sur 54	27
De 35 à 40 ans..	40	23	63	23 sur 63	36
De 40 à 45 ans..	27	35	62	35 sur 62	56
De 45 à 50 ans..	16	37	53	37 sur 53	67
De 50 à 55 ans..	22	63	85	63 sur 85	74
Au-des. de 55 ans	10	34	44	34 sur 44	77

STATISTIQUE DES ACCÈS ANTÉRIEURS AVEC INTERNEMENT CHEZ LES MANIAQUES ENTRÉS DANS LES ASILES DE LA SEINE DE 1898 INCLUS A 1903.

AGE DES MALADES lors de leur dernière entrée à l'asile	INTERNÉS pour la première fois	DÉJA INTERNÉS dans les asiles de la Seine pour des accès de manie ou de mélancolie	TOTAL	PROPORTION des malades ayant récidivé	POURCENTAGE
					P. 100
De 15 à 20 ans..	21	0	21	»	»
De 20 à 25 ans..	35	9	44	9 sur 44	2
De 25 à 30 ans..	50	20	70	20 sur 70	28
De 30 à 35 ans..	46	18	64	18 sur 64	28
De 35 à 40 ans..	65	48	113	48 sur 113	39
De 40 à 45 ans..	42	67	109	67 sur 109	59
De 45 à 50 ans..	22	41	63	41 sur 63	65
De 50 à 55 ans..	27	79	106	79 sur 106	68
Au-des. de 55 ans	20	75	95	75 sur 95	78

Nous allons exposer encore une autre étude statistique que Latapie, médecin-adjoint à l'asile Saint-Jacques de Nantes, et nous, avons faite, en examinant les observations des maniaques hommes et femmes entrés à l'asile Saint-Jacques depuis l'année 1904 inclus au 1er Juillet 1909.

STATISTIQUE DES ACCÈS ANTÉRIEURS AVEC INTERNEMENT CHEZ LES MANIAQUES (HOMMES) ENTRÉS A L'ASILE SAINT-JACQUES (NANTES) DE 1904 INCLUS AU 1er JUILLET 1909.

AGE DES MALADES lors de leur dernière entrée à l'asile	INTERNÉS pour la première fois	DÉJA INTERNÉS à Saint-Jacques pour accès de manie ou de mélancolie	TOTAL	PROPORTION des malades ayant récidivé	POURCENTAGE
					P. 100
De 15 à 20 ans..	4	»	4	0 sur 4	»
De 20 à 25 ans..	5	2	7	2 sur 7	28
De 25 à 30 ans..	9	7	16	7 sur 16	43
De 30 à 35 ans..	7	5	12	5 sur 12	44
De 35 à 40 ans..	10	5	15	5 sur 15	33
De 40 à 45 ans..	5	8	13	8 sur 13	61
De 45 à 50 ans..	6	7	13	7 sur 13	54
De 50 à 55 ans..	4	9	13	9 sur 13	69
Au-des. de 55 ans	1	9	12	9 sur 12	75

STATISTIQUE DÈS ACCÈS ANTÉRIEURS AVEC INTERNEMENTS CHEZ LES MANIAQUES
(FEMMES) ENTRÉES A L'ASILE SAINT-JACQUES (NANTES)
DE 1904 INCLUS A JUILLET 1909.

AGE DES MALADES lors de leur dernière entrée à l'asile	Internées pour la première fois	DÉJA INTERNÉES à Saint-Jacques pour accès de manie ou de mélancolie	TOTAL	PROPORTION des malades ayant récidivé	POURCENTAGE P. 100
De 15 à 20 ans..	8	0	8	»	»
De 20 à 25 ans..	9	5	14	5 sur 14	35
De 25 à 30 ans..	12	7	19	7 sur 19	37
De 30 à 35 ans..	19	9	28	9 sur 28	32
De 35 à 40 ans..	11	9	20	9 sur 20	45
De 40 à 45 ans..	13	10	23	10 sur 23	43
De 45 à 50 ans..	5	11	16	11 sur 16	68
De 50 à 55 ans..	6	8	14	8 sur 14	57
Au-des. de 55 ans	8	18	26	18 sur 26	69

De l'ensemble de ces dernières études statistiques
que nous venons d'exposer, il se dégage cette constatation
que la proportion des récidives devient très forte à
partir d'une certaine période, qui, généralement, cor-
respond à l'âge moyen. Si nous procédions comme il
a été fait dans d'autres études semblables, celles de
Gilbert Ballet et René Charpentier, de Lallemant et
Dupouy exceptées, nous totaliserions les récidives, et
nous verrions que par rapport à l'ensemble des cas
de manie et de mélancolie, les récidives sont dans la
proportion de 50 pour 100; mais, en agissant ainsi, ce
serait considérer comme guéris toute une catégorie de

malades qui, comme nous le montre l'observation de ceux qui sont plus âgés et figurent aux mêmes tableaux, ont toutes les chances de récidiver un plus ou moins grand nombre de fois.

Nous voyons donc d'après ces tableaux que la proportion des récidives de manie ou de mélancolie est très forte, à partir d'un certain âge; et, cette proportion n'est certainement pas aussi élevée qu'elle doit l'être en réalité.

Dans le tableau où nous avons inscrit le nombre des accès antérieurs survenus chez les maniaques internés dans les Asiles de la Seine, nous n'avons retenu que les *accès antérieurs avec internements dans les mêmes asiles*. Et, nous devons faire remarquer qu'un certain nombre de malades signalés pour un seul ou plusieurs accès, avaient *déjà été internés dans d'autres asiles*, en France *ou à l'étranger*.

Enfin, quelques-uns, les renseignements pris auprès de leurs familles, nous ont permis de le constater, avaient souffert, antérieurement d'accès légers, ordinairement de dépression, observés et traités dans leur milieu.

CONCLUSIONS

1o La théorie qui supprime la manie et la mélancolie
en tant qu'états simples et qui relie ces deux formes
cliniques à la même entité morbide : la Psychose périodique, ne doit pas se soutenir seulement par des considérations empruntées à l'examen symptomatologique ou
psychologique; pour décider s'il faut envisager la manie
et la mélancolie comme des syndromes nécessairement
récidivants ou alternants, le contrôle attentif des faits
est indispensable.

2o Pour cette raison, nous avons entrepris ce travail
dans les conditions suivantes : nous avons établi la
statistique des accès antérieurs avec internements chez
les maniaques, hommes et femmes, entrés dans les asiles de la Seine de l'année 1898 à l'année 1903; nous avons
successivement examiné les cas des maniaques âgés,
lors de leur dernière entrée à l'asile, de 15 à 20 ans, de
20 à 25 ans, de 25 à 30 ans, de 30 à 35 ans, de 35
à 40 ans, de 40 à 45 ans, de 45 à 50 ans, de 50 à 55
ans et de plus de 55 ans; nous avons établi, pour chacune de ces catégories de maladies, le nombre de ceux

Lerat   4

qui étaient internés pour la première fois et le nombre de ceux qui avaient déjà été internés dans les asiles de la Seine pour des accès de manie ou de mélancolie.

Nous avons procédé de la même manière pour les maniaques, hommes et femmes, entrés à l'asile Saint-Jacques (de Nantes) de l'année 1904 à l'année 1909.

3o Nous avons remarqué que les récidives, généralement, se sont produites dans une proportion très élevée et ordinairement chez les malades âgés lors de leur dernière entrée à l'asile de 30 ans et au-dessus.

4o Cette proportion est certainement inférieure à ce qu'elle doit être en réalité, parce que, chez les maniaques examinés nous n'avons relaté que les accès antérieurs avec internements dans les asiles de la Seine ou à l'asile Saint-Jacques (de Nantes); or, nous avons pu nous assurer qu'un certain nombre de ces malades avaient été traités déjà, dans d'autres asiles, en France ou à l'étranger, ou bien avaient manifesté des accès antérieurs insuffisamment accusés pour nécessiter l'internement; d'autres raisons que nous avons exposées en détail nous montrent que le pronostic de la manie et de la mélancolie est encore plus sombre que ne l'indique l'examen de nos tableaux statistiques

Les résultats de ce travail concordent d'une manière générale avec ceux qu'ont publiés récemment Gilbert Ballet et René Charpentier à la Société de Psychiâtrie.

5o Ils nous permettent de conclure que les cas de manie et de mélancolie simples, s'ils existent, sont l'infime minorité auprès de ceux qui ressortissent à la Psychose Périodique. —

BIBLIOGRAPHIE

Afranio Veinoto. — Folie maniaque dépressive. *Annales médico-psych.* 1905, p. 214.

Antheaume. — Les Psychoses Périodiques, compte rendu au Congrès des médecins aliénistes et neurologistes de France. Genève et Lausanne, 1907, page 157.

Arnaud. — Les psychoses périodiques. In traité de Pathologie mentale de Gilbert Ballet.

Augé (Xavier). Statistique raisonnée de la consultation des maladies mentales de Bordeaux (1893-1903) Thèse Bordeaux, 1903.

Baillarger. — Note sur un genre de folie dont les accès sont caractérisés par deux périodes particulières, l'une de dépression et l'autre d'excitation. Acad. de Méd. (Séance du 31 janvier 1854). *In Bulletin* T. XIX, p. 340, (Réédité in *Annales méd. psych.* 1854, p. 369 et in Recherches sur les maladies mentales, 1890, I I, p. 143.

— De la folie à double forme. *Annales méd. psych.* 1880, p. 5.

Ballet, Gilbert. — La mélancolie intermittente. *Presse médicale* 1902, p. 462.

— Les psychoses. In Traité de médecine de Charcot, Bouchard et Brissaud, I X, 2ᵉ éd. Paris, Masson, éd. 1905 p. 881.

— Compte-rendu dans *le Journal des Praticiens* du 3 avril 1909 d'une clinique sur la manie aiguë faite à l'asile Ste-Anne.

et **René Charpentier**. — Statistique sur la fréquence des récidives des accès de manie. Communic. à la Soc. de psychiâtrie, séance du 27 mai 1909. In Encéphale nᵉ 6, 10 Juin 1909 p. 601 et 602.

Barthomeuf. — Considérations sur les folies intermittentes. Thèse Paris, 1888.

Bianchi. — Trattato di psichiatria. Naples, 1905.

Billod. — Des intervalles dits lucides chez les aliénés. Ann. méd. psych., 1852, p. 364.

— Mémoire sur les diverses formes de lypémanie. Id. 1856, p 233.

Boissier. — Essai sur la mélancolie et la neurasthénie dépressives Thèse Paris, 1894.

Capgras I. — Essai de réduction de la mélancolie en une psychose d'involution présénile. Thèse Paris, 1900.

Claus. — Catatomie et stupeur. Rapport au Congrès des aliénistes et neurol. de France. Bruxelles, 1903, T I, p. 49.

Culterre. Traité pratique des maladies mentales. Paris, Baillière, édit. 1890.

Dagonet. — Traité élément. et 'prat. des mal. ment. Paris, 1862, et nouvelle édition, 1894.

Deny G. — De la folie maniaque dépressive, *Archiv. de neurologie*, XXII, 1906, p. 1.

Deny et Camus. — Les folies intermittentes. La psychose maniaque-dépressive. 1 vol. J. B. Baillière, édit. Paris, 1907.

Dreyfus Georges. — La mélancolie considérée comme une manifestation de la folie maniaque dépressive. 1 vol. Fischer, édit. Préface du Prof. Kræpelin, Iéna, 1907.

Falret Jean Pierre. — Marche de la folie. *Gazette des hôpitaux*, 1851 (n° du 14 janvier).

— Mémoire sur la folie circulaire (Acad. de méd., 15 février 1854).

Falret Jules. — La folie circulaire ou folie à formes alternes. Arch. génér. de méd., déc. 1878, et janvier 1879, et in Etudes clin. sur les mal. ment. et nerveuses. Paris. Baillière, 1890.

Fingi (J.) — Manie, mélancolie et psychose maniaque dépressive, *Bulletino del manicomi provinciale di Ferrara*. 1899, III.

Griesinger. — Traité des maladies mentales. Pathologie et thérapeutique. trad. Doamie, Paris, 1856.

Gucci. — Manie, mélancolie et psychose maniaque dépressive. Révista di path. nerv. e ment., 1899 fasc. VII.

Hinrichsen (Otto). — Contribut. statist. à la quest. de la fréquence de la manie simple par rapport aux formes périod. de cette affection. Allg. Zeitschrift. Psychiâtrie.LTV. fasc. 5. p. 786, janv. 1898, Rev. de Neurol. 1898, p. 296.

Kéravel. — La pratique de la médecine mentale, Paris, Vigot, édit. 1901.

Kraff Ebing. — Traité clinique de psychiâtrie. trad. Em. Laurent, Paris, Maloine, édit., 1897.

Krœpelin. — Position de la question de la mélancolie. Monatsschr. F. Psych. und Neurol, 1889, n° 5.

Lambranzi et Perazzolo. — Giorn. di Psich. clin. e techn. man., 1906,

Magnan. — Les Intermittents, *Progrès Médical*, 1888, p, 211.

— La folie intermittente. (Com. au Congrès de Berlin, 1890).

Marce. — Traité pratique des maladies mentales. Paris, 1862.

Morel. — Traité des maladies mentales, Paris, 1860.

Régis Em. — Précis de psychiâtrie. 3e éd. O. Doin, édit., Paris, 1907.

— Communic. au Congrès des méd. alién. et menolog. de France, Genève et Lausaune 1907 p. 171.

Ritti A. — Traité clinique de la folie à double forme. 1 vol., Paris, Doin, édit. 1883.

Rivière J. M. — Statistique de 71 cas de manie et de mélancolie, Contribution à l'étude de la folie maniaque dépressive. Thèse Bordeaux. 1908.

Franco de Roche. La psychose maniaque dépressive. Ann. méd. psychol., 1906 p. 250.

Rogues de Fursac. Manuel de psychiâtrie. Alcan, édit. Paris, 1906,

Schüle. — Traité des maladies mentales. Trad. franç. Paris, 1889.

Séglas. — Leçons cliniques sur les mal. ment. et nerv., Paris, 1895.

Sertsky. W. — Contribution à l'étude des formes mixtes. Ann. méd. psych., 1906, p. 370.

Sérieux. P.— La mélancolie, par Krœpelin. Arch. Neurol., 1900, p.

    — La nouvelle classification du professeur Krœpelin. Revue de Psychiâtrie, 1900.

Soukhanoff, S. et Gannoutchkine, P. — Etude sur la folie circulaire et sur les formes circulaires des psychoses. *Journal de Neurologie*, 1903, p. 163.

Sevestre.— Etude sur la manie. *Arch. Neurol.*, 1903, p. 401.

Taalman. Erp.— Manie aiguë, in Allg. Zeitschrif. f. Psychiâtrie T. LIV, 1897. R. Neurol. 1898.

Tanzi.— Trattato delle malatti mentali. Milano, 1907.

Thomsem.— Aperçus et démonstrations sur la folie maniaque dépressive. Congrès des aliénistes et neurol. de France. XIII° Session. Bruxelles, 1903. T. II, p. 66.

Validire.— Etude Statistique de la Psychose Périodique. Thèse Bordeaux, 1908-1909.

Vedrani.— Quelques cas de folie maniaque dépressive, faits et conclusions, Giornali si psych. clin. e techn. manicom. 1905, fasc. 1 et 2.

    — La folie maniaque dépressive et le traité de Tanzi. Lucca, Landi, 1905.

Walker.— Etudes sur les folies maniaques et dépressives (Arch. für Psych., B. 42, 4)

Weygandt—. Atlas manuel de médecine mentale, trad. Roubinovitch, 1 vol. Paris.

Angoulême. — Imp. L. COQUEMARD et Cⁱᵉ